bekend? HOE OM JOU GEES TE BESKERM VAN STRES EN ANGS

2

Vrolik

4

6

bewussyn verstaan

Die vermoë om ten volle teenwoordig te wees, bewus van waar ons is en wat ons doen, en nie oorreageer of oorweldig word deur wat om ons aangaan nie, word bewustheid genoem.

Almal het die vermoë om bewus te wees; Al wat jy hoef te doen is om te weet waar om toegang tot hulle te kry. Dit is nie 'n eiendom waarop beroep gedoen moet word nie.

Om die definisie van bewustheid en die verband daarvan met meditasie te leer, is 'n goeie plek om te begin. Bewustheid is die eienskap om ten volle teenwoordig te wees en betrokke te wees by wat ons ook al doen, sonder onderbrekings of oordeel, en om bewus te wees van ons gedagtes en gevoelens sonder om daarin vasgevang te word. Deur meditasie oefen ons hierdie oomblik bewustheid en slyp bewustheid vaardighede wat ons later in die daaglikse lewe kan gebruik. Deur ons verstand te oefen om teenwoordig te wees, oefen ons onsself ook om meer bewus te leef, in die oomblik, met ons asem en los van reaksionêre gedagtes en emosies, wat veral nuttig is wanneer ons met ongemaklike situasies of moeilike omstandighede te doen kry.

Het jy al ooit gewonder hoeveel keer jy bewustheid op 'n dag ervaar ? Jy kan kyk waar jy staan deur die Mindful Attention Awareness Score (MAAS), 'n 15-item vraelys wat deur navorsers gebruik word om bewustheid te meet, te beantwoord. Hoe hoër jou telling, hoe meer vaardig kan jy bewustheid beoefen. Jy het nie die graad gekry wat jy wou hê nie. Moenie bekommerd wees nie! Dit is net 'n teken dat jy kan baat by die beoefening van bewustheid-meditasie.

Die verskil tussen meditasie en bewustheid

Die probleem met bewustheid wat baie mense verwarrend vind, is dat dit nie 'n tydelike gemoedstoestand is wat plaasvind terwyl jy sit en dan vir die res van die dag verdwyn nie. Inteendeel, bewustheid is 'n leefstyl wat, as ons onthou, ons in staat stel om 'n tree terug te neem en in die hede in enige situasie te wees.

Alhoewel bewustheid nie stres en ander probleme uitskakel nie, gee dit ons wel meer beheer oor hoe ons in die hede daarop reageer en verhoog ons kanse om kalm en deernisvol op stres of ander probleme te reageer. . Natuurlik keer die beoefening van bewustheid ons nie om kwaad te word nie; In plaas daarvan laat dit ons toe om meer ingeligte besluite te neem oor hoe ons wil reageer, gewoonlik kalm en empaties, of dalk soms met ligte woede.

Die beoefening van meditasie is die basis vir die ontwikkeling van bewustheid. Eerstens gebruik ons meditasie om tyd te spandeer om onsself vertroud te maak met die huidige oomblik. Maar met verloop van tyd help die beoefening van bewustheid ons om ons vermoë om deur die dag teenwoordig te wees, te verbeter.

Die beste manier om bewustheid-meditasie te beoefen

Mindfulness-meditasie kan nie net ons perspektief en houding verander nie, dit kan ook die manier verander waarop ons brein bedraad is. Volgens Universal Neural Imaging Meditation Research, het agt weke se bewustheid-meditasie ook 'n impak op ons brein, wat dit verander om gelukkiger gedagtes en gevoelens te bevorder.

Die eerste voordeel van meditasie is dat dit ons in staat stel om van hoëspanning-breingolwe na lae-frekwensie-breingolwe oor te skakel, wat spesifieke areas van die brein aktiveer (en dalk nog belangriker, deaktiveer). Dit kan byvoorbeeld die sterkte van neurale verbindings met die mediale prefrontale korteks, of prefrontale korteks, wat soms die "ego-sentrum" genoem word, verminder en die teenwoordigheid van eienskappe soos stres, angs en vrees verminder. Gebiede van die brein wat verantwoordelik is vir geestelike funksies soos konsentrasie en oordeel kan ook nuwe neurale verbindings ontwikkel deur meditasie.

En dit is nie al nie: Mindfulness-meditasie kan die struktuur van die brein verander deur 'n proses bekend as neurale plastisiteit. Volgens een studie lei gereelde meditasiebeoefening tot 'n toename in die brein se grysstof, wat gevoelens, beplanning en probleemoplossing beïnvloed, en tot 'n verdikking van die serebrale korteks, wat geheue en leer beheer. Die amigdala, wat beheer hoe ons stres, vrees en angs waarneem, neem egter af met ouderdom.

Die verskillende tipes meditasie.

Alhoewel bewustheid aangebore is, kan dit met bewese metodes ontwikkel word. Hier is 'n paar voorbeelde:

- Staan, sit of beweeg meditasie (lê is ook 'n opsie, maar lei dikwels tot lomerigheid)
- Die klein pouses wat ons in ons daaglikse aktiwiteite inbou;

- Kombineer meditasie met ander aktiwiteite, soos joga of oefening.

Jy kan jou vermoë om doeltreffend te dink oor tyd verbeter. Omdat dit alles begin met die brein-hart konneksie, hoe meer jy oefen, hoe slimmer word jy. Wat van die herstel van beide verbindings?

Hier is 'n paar min bekende tegnieke om duidelik te dink. Kom ons gaan deur elke geheim een vir een.

Geheim No. Fout #1: Dink altyd aan wat jy uit jou foute kan leer.

"Dit is goed om suksesse te vier, maar dit is belangriker om uit mislukkings te leer" (Bill Gates)

Onthou dat alles begin en eindig met die hart-brein-konneksie. So wanneer 'n verskriklike ramp tref, probeer om iets groots daarvan te maak. Wanneer jy aan die situasie dink, dink daaraan as 'n les eerder as 'n aaklige, ongelukkige gebeurtenis. Probeer om bevrediging in alles te vind. Of jy nou wen of verloor, probeer dink: "Watter les het jy hieruit geleer?"

2. Jou verstand se reaksie op stres

Die eerste stap is om te verstaan hoe jou liggaam en brein natuurlik op stres reageer. Sodra jy dit verstaan, kan jy probeer om jou houding teenoor stres te verander deur nuwe strategieë en gedrag in te oefen. Die neuroplastisiteit van ons brein stel ons in staat om voortdurend te oefen en nuwe maniere van dink te vind om dit te verander.

Jou brein se amigdala, 'n amandelvormige area, bespeur gevaar en aktiveer die stresreaksie. Neuro-oordragstowwe en hormone soos korteks, epinefrien en epinefrien is net 'n paar wat in reaksie geproduseer word, wat jou liggaam voorberei vir "veg of vlug." Wanneer jou brein voel dat dit nie die stres kan hanteer nie, kan die simpatiese senuweestelsel 'n "vries"-reaksie inisieer. Volg vinnig die reaksie op veg, vlug of vries. Jou liggaam reageer dalk op 'n slang op straat of 'n aankomende motor voordat jy weet wat om te verwag.

Die derde geheim is om jou negatiewe idees te herken en dit in positiewe te verander.

"Die regte gesindheid kan negatiewe stres in positief verander," het Hans Sale gesê.

Baie mense gebruik teenproduktiewe idees soos "Ek is nie goed genoeg nie" en "Ek verdien dit nie" om hulself te demotiveer, maar dit is nooit 'n goeie idee nie. Almal se vorige ervarings beïnvloed hulle, en as ons net negatief daarop fokus, sal daardie effek ook in die hede manifesteer. Streef voortdurend daarna om jou negatiewe gedagtes in goeies te verander. Om dit te bereik, hoef jy net die regte postuur aan te neem en al die ander sal in plek val.

4. Leer om stadiger te ry en te ontspan

Voordat dit op 'n stresvolle situasie reageer, het die prefrontale brein tyd om die reaksie te registreer. Dit kan handig te pas kom in baie situasies, soos wanneer jou maat of kollega jou kritiseer, wanneer jy uitvind dat jou elektrisiteitsrekening agterstallig is, of wanneer jy wag vir die uitslae van 'n mediese toets.

Geheim No. Mite 5: Konstante denke lei tot stagnasie

Super Crunching bestaan uit die uitvind van probleme wat nie bestaan het nie.

Die meeste mense is geneig om baie te dink voordat hulle 'n besluit neem. Volgens sielkunde bevorder oordink luiheid. Daarom moet jy dit ten alle koste vermy en dink:

Dink.

Konsep: Skep 'n konsep wat hierop gebaseer is.

Visualiseer die gedagte wat by jou opkom.

Aksie: Neem nog 'n stap om hierdie gedagte in die praktyk te bring.

6. Bedagsaamheid beteken om te kies om jou gedagtes te verskuif van irrasionele vrese en angs na verwelkomende en deernisvolle gedagtes.

Posisie waarnemer. Jy mag dalk vra: "Hmm, wat gaan hier aan?" My bors begin kwaad word. Ek bedoel iets pynliks. Is dit gerieflik om dit nou te doen? Die beste manier om bewustheid te beoefen, is om gereeld te mediteer en 'n reflektiewe houding te ontwikkel wanneer jy nie gestres is nie. Volgens breinnavorsing het meer waaksaam mense 'n beter verband tussen die amigdala en die prefrontale korteks wanneer hulle op 'n emosionele stressor reageer.

Geheim No. Mite 7: Ken 'n persoon se bedoelings voordat hulle optrede jou seermaak.

"Moenie 'n werk aan sy dekking beoordeel nie," sê hulle.

Die meeste mense se lont is kort en verloor maklik hul humeur. Maar jy hoef nie soos hulle te wees as jy sukses in die lewe wil behaal nie. Jy moet die motivering van die gedrag verstaan voordat dit jou benadeel. Dit sal dit makliker maak om verskoning te vra en jy sal nie geïrriteerd of kwaad voel nie.

8. Vind 'n gevoel van beheer -

Navorsing in muise, primate en mense het getoon dat ons liggame en breine meer negatief reageer op onverwagte en onbeheerde gebeure as op voorspelbare en beheerbare gebeure. Oorweeg dan die komponente van hierdie omstandigheid wat jy kan beheer en dié wat jy nie kan beheer nie, en fokus jou pogings op die verbetering van die aspekte wat jy kan verbeter (werk aan die aspekte wat jy nie kan beheer nie, om dit bewustelik te aanvaar).

Geheim nr. Mite 9: Sterk denke word deur sterk woorde geaktiveer

"Een woord kan betekenis, emosie en motivering verander."

Natuurlik inspireer sterk taal sterk denke. Gestel as jy sê: "Ek sal hierdie tegniek probeer," klink die opmerking swak en te algemeen. As jy egter sê: "Ek moet hierdie tegniek bemeester," klink dit kragtig en inspirerend. As jy dus aan sukses dink, probeer altyd om kragwoorde te gebruik. Blote bedoeling is nie motivering nie; Inteendeel, probeer om dit te vervolmaak. As jy dus helder en sterk kan dink, kan jy suksesvol wees.

10. Brei jou visie uit:

Wanneer die amigdala vrees en ander onaangename gevoelens ontketen, fokus jou verstandelike perspektief dadelik daarop om gevaar te soek en te vermy. So jy ignoreer die positiewe aspekte van jou lewe of oorspronklike oplossings vir die probleem. Is daar 'n manier om die oorsaak van jou stres as 'n uitdaging of 'n geleentheid vir vordering te beskou? Dit kan help om jou geestelike energie en breinchemikalieë te herlei om die stresvolle situasie te beheer, wat jou motivering en doeltreffendheid effektief kan verhoog.

11. Gebruik sielkundige snellers om jou hart en verstand gesinchroniseer te hou.

Balans is iets wat jy skep, nie iets wat jy ontdek nie. Januarie kingford

In die meeste gevalle gebeur dit wanneer jou hart en intellek in 'n impasse is. Terwyl die brein logiese denke gebruik, is die hart emosioneel verbind. Handel vereis egter die handhawing van 'n balans tussen die twee, wat slegs bereik kan word deur 'n sielkundige sneller toe te pas.

Dink aan 'n situasie waar jou verstand vir jou sê om nie te beplan nie, maar jou hart vir jou sê. Daarom, in plaas daarvan om in so 'n situasie op te gee, moet jy met 'n ander manier vorendag kom. Dink hoeveel minder stres jy sal voel as jy jou hele daaglikse skedule kan sien en alles betyds gedoen kan kry. Hierdie metode bring jou verstand en hart in lyn en inspireer jou om vorentoe te beweeg.

Kies die korrekte konfigurasie:

In plaas daarvan om stres te probeer vermy, fokus op wat jy uit die situasie kan leer en watter vaardighede en talente jy het om dit te hanteer. Wanneer jy vermyding jou hooffokus maak, word dit moeiliker om oplossings of ondersteuning te vind. Oorweeg eerder proaktiewe en konstruktiewe maniere om die stressor te hanteer en daarmee te leer en te groei.

Wat is vyf maniere om stres te verminder?

Probeer hierdie vyf wenke om stres te bestuur en die algemene spanning van alledaagse aktiwiteite te verlig:

1. Gebruik begeleide meditasie.
2. Leer om diep asem te haal.
3. Hou 'n gesonde dieet en oefenprogram.
4. Organiseer jou tyd op sosiale media.
5. met ander verband hou.

die stres pandemie

Stresnavorsingsmaand, wat in April plaasvind, het ten doel om mense op te voed oor die uitwerking van die stres-epidemie en konstruktiewe hanteringstrategieë. Werkverwante stres is 'n probleem wat alle lande vandag raak. Volgens 'n Gallup-peiling ervaar 80% van Amerikaanse werkers werkverwante stres. En half erken hulle het hulp nodig om uit te vind hoe om te hanteer. Alhoewel 'n mate van werkverwante stres algemeen voorkom, kan oormatige of langdurige eise sweepslag veroorsaak, mense se gesondheid beskadig en hul vermoë om te presteer beperk. Volgens studies is rook, fisiese onaktiwiteit en chroniese stres by die werk nadelig vir fisiese en geestelike welstand. Langdurige stres by die werk plaas jou immuunstelsel op die rand en verhoog jou risiko vir tipe 2-diabetes, hoë bloeddruk, chroniese pyn en 'n verswakte immuunstelsel.

Wat is die vyf mees algemene simptome van stres?

Wanneer jy gestres is, kan jy voel:

prikkelbaar, kwaad, ongeduldig of gespanne.

oorlading of oorlading.

angstig, opgewonde of bang.

Dit is asof jou gedagtes jaag en jy kan nie ontspan nie.

nie in staat is om te ontspan nie.

Depressief.

leweloos en belangeloos.

asof ek vergeet het hoe om te lag.

Wat beteken ekonomiese resessie?

Swak ekonomieë kan lae BBP-groei of hoë werkloosheid hê. Alhoewel swak ekonomiese aktiwiteit dikwels as 'n nadeel vir die meeste maatskappye beskou word, is daar ook geleenthede vir sommige maatskappye en sektore. Kwantitatiewe verruiming is 'n strategie wat sentrale banke kan gebruik om 'n wankelende ekonomie te stimuleer.

Hoe kan ek ophou om so gestres te voel?

Jy kan dieper asemhaal, wat jou meer stabiliteit gee en 'n gevoel van selfbeheersing gee.

Skakel in op wat aan die gebeur is, begin die grondproses, noem jou liggaamsensasies, ontkoppel en let op wat reg is vir jou.

Hoekom stres ek so by die huis?

Baie faktore, soos 'n raserige omgewing, 'n woedende huweliksmaat, finansiële bekommernisse, of selfs klein takies soos wasgoed was of gras sny, dra by tot stres by die huis. Dit is belangrik om stres ernstig op te neem.

Hier is vier maniere om die lewe se uitdagings te hanteer sonder om jou kop teen die muur te stamp.

1. Haal diep asem.
2. Beplan vooruit en kom met oplossings.
3. Derde wenk: verander jou perspektief.
4. Beheer jou stres.

Hoe herken jy die duidelike tekens van stres?

- Raak maklik kwaad, verveeld of buierig.
- Voel oorweldig, asof jy beheer moet neem of beheer moet verloor.
- Dit is moeilik vir jou om te ontkoppel en jou gedagtes te kalmeer. Voel ongeliefd, onbelangrik, depressief en laag in selfbeeld.

Simptome van oormatige stres

- bors ongemak, vinnige hartklop
- naarheid, duiseligheid
- hardlywigheid of diarree
- Die gebruik van drankies of dwelms om te ontspan en "stres te verlig"
- ooreet of ooreet
- Uitstel of oorslaan van afsprake
- konstante bekommernis verduur
- Ek voel oorweldig
- onvermoë om te konsentreer
- resies of gespanne gedagtes
- Rusteloosheid en moeilikheid om te ontspan
- geïrriteerdheid en depressie

Is stres regtig erg?

Ongelukkig is stres 'n onvermydelike deel van die lewe. Noudat die koronavirus deel van ons daaglikse lewens geword het, voel jy dalk meer angstig as ooit. Maar kan stres jou regtig siek maak?

Ja, om vinnig te antwoord.

Die volgende gesondheidsprobleme kan deur stressiekte vererger word:

Om te vrees.

swak slaap

Prikkelbaarheid.

Ek kan nie konsentreer nie

Jy sukkel om take te voltooi.

Probleme met dwelm- en alkoholmisbruik.

slegte eetgewoontes.

dokter Adam Borland, 'n psigiater, sê 'n bietjie stres kan jou skerp hou. Volgens die dokter. Borland, "Die bestuur van hanteerbare vlakke van stres en angs help om ons voor te berei vir die uitdagings van die alledaagse lewe."

Om 'n moeilike probleem na te vors kan jou ook help om 'n oplossing te vind. Dink aan 'n argument met jou maat "in jou kop" kan jou werklik 'n nuwe perspektief op die situasie gee.

Dr Borland sê dat bekommernis eers 'n probleem word wanneer dit jou vermoë begin beperk om die dinge te doen wat jy nodig het of wil doen. Natuurlik, as bekommernis jou snags wakker hou, of as jy kos of alkohol gebruik om jouself te genees, kan dit jou gesondheid benadeel.

Die rol van die korteks

Volgens die dokter. Borland aktiveer die liggaam se simpatiese senuweestelsel tydens tye van fisiese of geestelike stres.

Dit aktiveer wat bekend staan as die veg-of-vlug-reaksie, waar jou liggaam voorberei om homself fisies teen gevaar of vlug te beskerm.

U kan onmiddellike fisiologiese reaksies sien soos:

- hartklop verhoog.
- vinnig asemhaal
- Moeilik asemhaal.
- Duiseligheid.
- Hoofpyn.
- naarheid.
- spanning in die spiere.

Wat is die tekens van hartstres?

simptome en tekens

borspyn (dikwels skielik en erg)

Moeilik asemhaal.

Onreëlmatige of vinnige polsslag.

Sweet.

Duiseligheid.

Kan stres jou hart beïnvloed?

hartsiektes en stres

Konstante stres kan reeds baie stremming op jou hart plaas. Stres verhoog bloeddruk. Jou liggaam reageer meer inflammatories onder stres. Wanneer jy gestres is, kan jou bloed meer trigliseriede en cholesterol bevat.

Kan stres soms goed wees? Waar of Onwaar?

Jou liggaam se reaksie op vraag of probleme is stres. Soms kan stres nuttig wees, soos wanneer dit jou beskerm of jou help om 'n sperdatum te haal. Langdurige stres kan egter skadelik vir die gesondheid wees.